风会熄灭蜡烛，却也能使烛火越烧越旺

无法控制生命的长度，来掌握生命的宽度

既逃不过就逃刷 增加生活的"仪式感" 唤醒自己的心

主编／谢 斌

谢斌教授带你走出「新冠」：

心语新愿

70 条

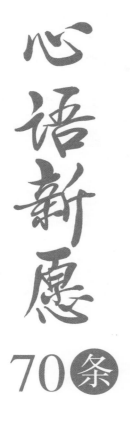

上海科学技术出版社

图书在版编目（CIP）数据

谢斌教授带你走出"新冠"：心语新愿 70 条 / 谢斌
主编 . —上海：上海科学技术出版社，2020.3
ISBN 978-7-5478-4828-9

I . ①谢… II . ①谢… III . ①日冕形病毒—病毒病—
肺炎—心理疏导 IV . ① R395.6

中国版本图书馆 CIP 数据核字（2020）第 048141 号

谢斌教授带你走出"新冠"：心语新愿 70 条

谢 斌 主编

上海世纪出版（集团）有限公司
上 海 科 学 技 术 出 版 社 出版、发行
（上海钦州南路 71 号 邮政编码 200235 www.sstp.cn）
上海盛通时代印刷有限公司印刷
开本 889×1194 1/32 印张 3
字数 40 千字
2020 年 3 月第 1 版 2020 年 3 月第 1 次印刷
ISBN 978-7-5478-4828-9/R·2042
定价：18.00 元

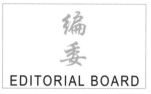

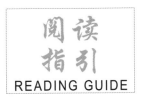

READING GUIDE

　　新型冠状病毒肺炎（简称"新冠肺炎"，英文缩写COVID-19）疫情防控期间，在上海市政府举行的多场疫情防控新闻发布会上，上海市精神卫生中心谢斌教授用简洁的语言、豁达的态度四两拨千斤地化解疫情中民众的各种心理困扰。

　　"该追剧就追剧""增加生活的仪式感""唤醒自己的心"，这些谢式"金句"从发布会上迅速传播开来，给公众带去一颗又一颗"宽心丸"。现在，谢斌又率领他的团队，把他们的睿智话语变成文字，传递给更广大的读者。无论你是病愈后仍感无助的康复者，还是为孩子受疫情影响的学习而焦虑的家长，或是无法适应复工环境的上班一族，抑或是返回原来岗位的医务人员，都能在本书中找到化解忧虑、重建生活秩序的方向。

　　大疫终将过去，生活仍要继续。在疫情中获得的那份历练，也将支持你在未来漫长的岁月里，始终有力量去拥抱新生活。

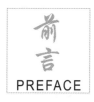

这是三月中旬一个周末的正午。一反近两个月来的肃杀冷清，阳光下，春风中，黄浦江边虽还未到游人如织的地步，但戴着口罩的大人小孩已是随处可见；跑步、玩滑板、骑车的动感一族已经开始成群结队。不远处的复旦大学附属中山医院，门诊大楼外立面上挂着那幅在十几天前曾经刷屏的该院年轻医生陪伴武汉老年患者欣赏夕阳的照片。

两幅时空交错的图景在这一刻构成了一个宏大的主题：阳光、生机。

新型冠状病毒的"脾性"尚未被摸透，但许多冬季传播的病毒害怕阳光、害怕高温是不争的事实。比求诸自然力量更重要的，是数月来中华大地上的抗疫"人民战争"，让包括武汉在内的全国各地渐次走入了决胜的终场时段。全社会的心态经历了疫情暴发初期的恐慌、"宅家战斗"的焦灼之后，终将进入恢复期的重建。

太阳每天照常升起。只有经历了心理的阴霾之后，这样充满阳光和生机的画面才让人无比感动。本手册的目的，是希望从专业的角度，为处在心理重建中，尚未走出各种困扰、疑惑的人们不失时机地做一些"点拨"，助大家心里的阴霾顺着这个"拨开的小缝"能更快消散。

此外，"心理重建"的意义，也可以是让我们在雨后彩虹里、在正午阳光下、在落日余晖中，去找回我们可能错过了的昨夜繁星和今日晨曦，使我们体验的时光能更加完整，能不留遗憾地告别昨天。更重要的，是让我们在面对明天去拥抱新的生活时，能够更加从容和热情：走出"新冠"，人间美好，我过来了！

2020.3.15

目录
CONTENTS

回归工作
BACK TO WORK

家庭学习
STUDY AT HOME

爱和接纳
LOVE AND TOLERANCE

生活重建
LIFE REBUILDING

寻求帮助
HELP SEEKING

认识

危机

2019年末**暴发**的新型冠状病毒肺炎
（新冠肺炎，COVID-19）

不是**攻击人类**的
第一个病毒性传染病，
也不会是最后一个。

这类**疫情**不仅带来看得见的
身体损伤，

也带来看不见、但可能更
广泛和持久的心理创伤。

1 疫情中，我走过了什么样的心路历程

当疫情袭来，你不是一个人跟心理困扰搏斗，人们普遍会经历大致三阶段的心路历程。

① 恐慌期：随着染病人数激增，媒体报道和公共决策日益聚焦相关问题，各种矛盾信息涌现……平静的生活被打破，我们会或主动或被动地卷入信息传播的洪流，心态开始发生变化，焦虑、恐慌等成为突出的心理问题。

② 胶着期：随着疫情走势进入平台期，社区封闭、居家隔离等特殊措施持续到一定阶段，恐惧虽有所缓解，但生活单调、作息紊乱、活动不便等一系列困难和问题日益突出，除焦虑外，我们会越来越感觉无聊、虚弱、烦躁甚至愤怒。

③ 恢复期：从疫情走向尾声到完全结束后一年左右，绝大多数人生活回到正常，心理状态也逐步"复原"，但少数受影响较大的，或者脆弱的个体将继续与心理困扰斗争。这些人主要有：康复后生活持久回不到正轨的患者、因亲人去世持续哀伤反应者、受其他重大心理创伤者（如部分一线医务人员、疫情前就有焦虑抑郁等精神障碍的患者）等。

2 曾经的我正常吗，现在的我，怎么办

当心理状态或行为模式与平常不同时，多数人需要持续数天到一周才有

所自我觉察。通常到问出此问题时,个人生活某些方面可能已经受到明显影响。

这种状态大多属于应激下常见的反应,在个人心理调适的"弹性范围"内。只有当焦虑、失眠、行为反常等症状明显与刺激强度不符,严重影响日常生活,且持续存在,难以自我调整时,才可能归于"异常"范畴。

判断疫情下个体心理的正常与否,至少要从压力强度、平时个性、情绪行为变化程度及持续时间、生活受影响程度、应对有效性、社会支持网络等众多维度来考察。

最便捷的方式,就是通过专业机构提供的线上或线下的评估(如自评问卷、热线咨询等),获得较为客观的结果。在评估的同时,还可借助评估反馈的信息进行自我(或受专业指导下的)调适,改善心理状态。

3 我能走出阴霾吗

一定能!疫情中的心理阴霾,最终都能随着疫情终结而消散。只是有人快些,有人慢些而已。

能较快走出心理阴霾的人,通常拥有较多"保护因素",而较少"风险因素"。重要的保护因素包括以下几个。

①个性开朗、爱好广泛;

②生活、工作较为稳定;

③ 有较完整的社会支持网络，如和谐的家庭、友善的同事、亲密的朋友等；

④ 具备一定的健康（包括疫情）相关科学知识和应对心理困扰的技能；

⑤ 能便捷地获得必要的心理支持或援助。

相反，疫情中主要的风险因素则有：平时具有焦虑、抑郁等倾向，或者身体健康状况不良；疫情前后生活、工作不稳定或者有变故；社会支持网络不健全；健康知识、心理应对知识或技能缺乏；大量暴露于负性刺激（如负面信息）中；获得心理援助的资源不足。

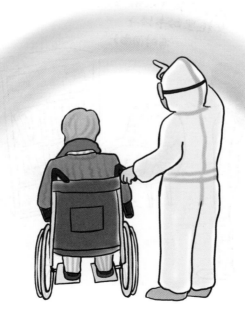

4 危机，让人坚强

每个人一生中都有可能经历新冠肺炎这样的重大公卫事件。但这种经历也不会太多。所以一定要在经风雨见彩虹后有所"得"，比如可以回望后向自己提问。

① 我是否更加谨慎和谦卑？对此类新发传染病不再麻痹大意。

② 我是否更具科学素养？懂得遵从基本的预防措施、防护原则等，不受未经证实的各种"小道消息"或"偏方秘方"迷惑。

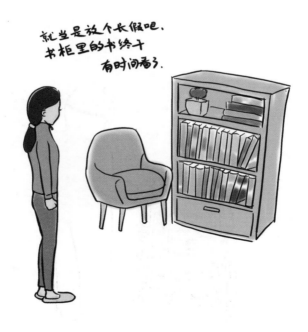

就当是放个长假吧，书柜里的书终于有时间看了。

③ 我是否心态更加平和？把疫情视作自己日常信息的一部分，而不是生活的全部。能尽量保持疫情之前的生活、作息等状态。

④ 我是否更易接纳和包容？懂得接纳自己的不良情绪，谅解他人因恐慌、焦虑等导致的某些失控言行。人与人之间能多一些理解、关爱、沟通，少一些偏见、歧视和埋怨。

⑤ 我是否更有效能感？面对疫情既不悲观失望，也不盲目乐观，同时做好长久作战的思想准备，能把控自己，瞄准人生目标不动摇。

做到以上这些，不仅有助于减少焦虑恐慌，而且有助于将外界各种负面刺激对我们的干扰降到最小。

5　苦难，让社会进步

危机事件总是"危"中孕育有"机"。随着疫情阴霾散去，春日阳光重回大地，全社会的心理也历经"化茧成蝶"的挣扎与重生，每个人都在曾经的失去中恍然认识了生命中一些重要的东西。

疫情从最初可控到失控暴发，让我们明白了面对突发重大公共卫生事件时，坦诚、公开、尊重科学的重要性。

全民抗疫、居家"战斗"，让我们认识了团结、公德、守望相助、患难与共等，都不是简单的口号。

长久"宅家"、超长假期，让我们有机会体会到了家庭和谐、亲人安好的价值，人际交往的不可或缺，也加深了对什么是"有意义的独处"的理解。

从全民恐慌到从容淡定，让我们理解了科学素养、心理调适、坚定信心、理性应对等，都是必须而且可以习得的。

多难兴邦。多难定能兴邦！

走出

阴霾

OUT OF THE SHADOWS

何须为 "听说"
黯然神伤

可以试着拥抱负面情绪

不要过度挣扎

离去，并不代表失去

生活不可能像你所追求的那么美好，
但也不会像你想象的那么糟糕。

6 听说
这个病治好之后
会再复发的，
好担心

一直以来，"听说"这个词无所不能，简直是"神一样"的存在。疫情中各种信息的潮水退去后，许多人终将学会对各种"听说"不再盲信。

对于新冠肺炎治愈后是否会复发等问题，如果不是来自官方的、科学的结论，或者不是亲自咨询医生和专家的结果，我们建议就不要被"听说"搞得心情紧张。如果担心得无法自控，那就更得不偿失了。

对于新冠肺炎治愈后是否会复发，迄今主流的专家观点大致是：目前出院的患者中，没有出现复发和再次感染的病例，因为所有患者治愈后，体内会产生一段时间的抗体，至于是否属于终身保护，还有待进一步研究。

所以，珍惜来之不易的愈后重生，过好我们的每一天吧，何须为了"听说"而黯然神伤！

因亲人离世而感到伤心难过，难以处理自己的情绪，这些都是失去亲人的正常反应，要允许自己有

7 当时只能
隔着玻璃送别亲人，
我心里过不了这个关

悲伤、难过、痛苦等情绪。

疫情期间，隔着玻璃送走亲人，是对自己及他人生命安全负责，是一种保护。玻璃隔绝出两个世界，也展现了生老病死的万种形态。即使只能隔着玻璃送别亲人，你和亲人的感情依旧不会淡，等待疫情散去，也许可以别的方式与亲人再一次好好告别，完成自己的心愿。

无论当前还是未来在某个时间从心灵上与亲人告别，都请在自己的亲密支持者陪同下进行。适当的情绪宣泄，有助于自我情绪调节，所以难过、想哭的话不要压抑，可以大声哭出来，和他人倾诉。失去亲人的伤心、难过可能会持续一段时间，接受自己的状态，适当做一些力所能及的事，时间会帮助你慢慢疗愈。

当然，如果引发的情绪过于强烈，持续时间过长，且明显影响了自己及家人的生活，建议还是要在做好个人防护的前提下，至专业的心理卫生服务机构就诊。

8 我现在总是悲伤、流泪，是太脆弱了吗

悲伤是一种情绪，流泪是一种情绪的宣泄。

在疫情面前，生活的平衡因危机被打破。我们需要耗费时间和精力重新适应生活，解决危机带来的问题。这个过程中的痛苦、焦虑、愤怒、

悲伤都是人之常情。

① 我们可以拥抱这些负面情绪，对其发生发展充满好奇，并告诉自己这些情绪是合理的。尽量避免给自己贴上"脆弱"一类的评价性标签。

② 正视负面情绪，不批判，不评价，但也不要沉溺其中，多思多虑。可以积极转移自己的注意力，如进行深呼吸，感受当下，或通过运动、增加兴趣爱好等方式加以调节。

③ 如果每天大部分时间都开心不起来，或者什么都不想做，日常工作及生活受到影响，甚至对活着产生了怀疑，请及时拨打心理援助热线或者去专业机构寻求帮助，评估筛查是否真的"抑郁"了，而不是脆弱或者不够坚强。

9 我是一线护士，最近经常易怒，老是发脾气

疫情突如其来，医护人员奋战在一线，在承受被感染等巨大压力的同时，还承担了繁重的工作，可能自身各种生理功能都被打乱，精神长时间处于高度紧绷状态。

持续的精神紧张会对睡眠、饮食产生影响，睡眠质量差和饮食不规律本身又会使人烦躁不安、易怒发脾气。投身于繁忙的工作中时，往往因为忙碌而"忘记"情绪问题。然而，一旦闲下来，它就会显现出来。

从另一个角度看,"发脾气"是一种对持续性精神紧绷感的宣泄,如果压抑内心的压力和紧绷感,又可能会产生抑郁、躯体不适等问题。虽然"发脾气"这种方式对人际关系具有破坏性,但它确实可以暂时缓解过大的精神压力,让人获得些许轻松感。

总而言之,出现烦躁易怒的情绪时,应该注意劳逸结合。如果通过休息"换挡"仍难以调整过来,不妨向专业的心理卫生工作者寻求帮助。

10 越是不去想那些痛苦场景,越是梦魇不断

我们的大脑是有记忆的,它并不会因为你想忘记,这些记忆就会消失。你越想忘记,其实恰恰越是提醒大脑把这件事、这个场景又想了一遍。

那些痛苦的场景之所以成为梦魇,是因为其刺激强度太大。就像你手上的一个伤口,开始总会有疼痛,尤其在夜深人静的时候,疼痛感会更强烈,它反复提示你这个伤口依然存在。因此我们需要一个让伤口自然愈合的过程,不要去过度挣扎或"翻检"它。

你可以尝试下面一些方法进行自我调适。

① 参加运动；

② 学习一种新的技能；

③ 参加一些自己感兴趣的集体活动；

④ 和专业的人员去探讨这一次的创伤；

⑤ 寻求至亲好友的陪伴。

也可以举行几次特别的活动或仪式，让自己有一个跟哀伤告别的过程。

一段时间后你会发现，生活不可能像你所追求的那么美好，但也不会像你想象的那么糟糕。

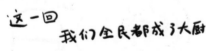

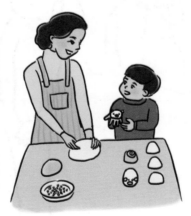

11 我是医生，
逝去患者的身影
一直在脑中挥之不去

可以感觉到，你的内心充满了挫败、无力和自责的感觉，这些感觉一直缠绕着你，让你心神不定。

这些情绪其实是很常见的。我们总希望自己能够做得更多，做得更好。但是，新冠疫情发生得太过突然和猛烈，超出了你的思想准备，甚至可能让你对自己的能力也产生怀疑。

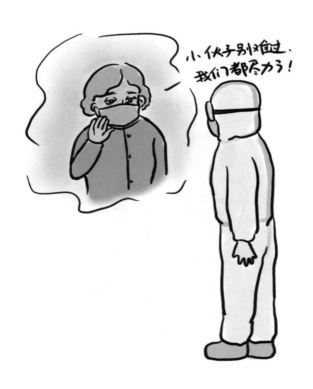

医生，不管是在自己的心中，还是在大众眼里，都是一个神圣的、强大的存在。但是，医生是人，不是神。医学发展至今，有它"不能承受之重"。理想和现实的差别引起焦灼的原因，恰恰是因为你有治病救人的初心。

可以让自己先安静一会儿，看看在目前现实当中还可以做些什么事情。天好时多出去感受感受春日暖阳，做做深呼吸，或坚持一段时间的运动锻炼，或参加一些类似于巴林特小组的活动，在一个安全的氛围里谈谈自己的感受，听听大家的反馈，感受来自周围的支持。

人的脆弱和坚强都超乎自己的想象。有时可能脆弱得因为一句话而泪流满面；有时，也会发现自己已经咬着牙走了很长的路。

12 该如何回答孩子关于亲人死亡的悲伤问题

突如其来的疫情，让人们觉得自己与死亡是那么接近。即便把死亡当做禁忌，死亡也并不会因为我们的避讳而不存在。所以，当孩子询问关于亲人死亡的话题时，可以尝试以下做法。

① 用最直接、最坦白、最好理解的话告诉他：死亡，就是再也回不来了。死了以后就没有任何感觉了，不再呼吸、说

话、思考。

② 安抚孩子内心的恐惧：并不是因为你做错了什么事情才让亲人死去，我们一直都会是一家人。

③ 舒缓孩子的焦虑：每个人都会经历出生和死亡，但是人们只有很老的时候或者发生严重意外的时候才会死去。

④ 爱的延续：我们会非常想念死去的亲人，当我们想他的时候，他还活在我们的记忆里面。

离去，并不代表失去，当我们能够好好面对死亡的时候，我们其实是学会了更好地生存下去。

回归工作

BACK TO WORK

"宅肥"了，

可我仍然很优秀

给我一个支点，

我能秀起一片天

不怕输的人最勇敢

不将就的人最好看

拥有逆境，

便拥有一次创造奇迹的机会

13 **复工了，发现自己根本不在状态，工作效率特别低**

五张"心灵处方"送给你。

① 调整工作量。检查一下自己的工作量，近期适当减少，安全渡过调整期。

② 保持专注。制定工作清单，并在规定时间内完成；也可排列工作优先顺序，按紧急程度有序完成。

③ 适当放松。在紧张工作之余，留出放松时间，喝咖啡、听音乐、活动肢体等，放松之后，再全身心地投入工作。

④ 建立沟通。如果工作量已超过个人承受能力，试着与上级、同事沟通。良好的沟通也是工作中必不可少的一部分。

⑤ 保证睡眠。优质的睡眠和规律的作息是保证高效工作的前提。

---

① 了解自己吃饭没胃口的具体原因，是活动过少、睡眠欠佳、在家吃得太多、食物不

14 **中午在单位吃饭，一点没胃口，该怎么调整**

对口味？还是确实一到单位饭堂就因担心被感染而恐惧紧张？

② 如是后者，通过官方途径了解新冠病毒的传播途径和防范方式，判断自己的想法是否合理。正确认知后调整自己的行为。

③ 观察周围人的反应，判断自己是否过度紧张了。如是，当再次出现紧张情绪时，可以采用一些简便的放松方法，比如做深呼吸，对自己的不合理行为喊"停"。也可尝试反复挑战自己的回避行为，克服恐慌。

---

15 前段时间一直宅在家里，"宅肥"了，真是自卑

感谢你待在家，增强免疫力，为防控疫情做出贡献。

① "宅肥"相信是最近大家共同的经历，请告诉自己长胖是一个比较普遍的事情。

② 尝试用自己感兴趣和擅长的事情转移注意力，并寻找恰当方法适度宣泄情绪，舒缓心理压力。

③ 和好友倾诉困扰，寻求共鸣和支持。请记住，积极沟通和交流很重要。

④ 将自身的能力、特长一一列出，全面了解和评价自己，寻找闪光点的同时，强化自信。积极和自己对话，"虽然长胖了，但我仍是一个很优秀的人"，肯定自身的价值。

合理安排生活，开展适当的运动，当你能够按照自己的计划行动时，你的行动力是打破"自卑"最有力的证据。相信在体重逐渐恢复的同时，你一定会发掘出自己更大的魅力。

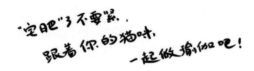

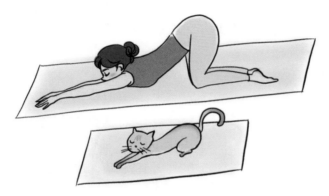

这是"悠长假期"后的常见情况。

16 一下子无法适应工作状态，好累啊

① 给自己一段时间调整作息，安排好工作与休息，从放松的状态中转换出来，不要过于苛责自己。

② 学会良好地进行日常能量管理。其实，每个人的能量都是有限的。我们要善于为自己赋能，如感到困倦和疲劳时，走到室外呼吸一下新鲜空气，伸伸懒腰等。

③ 灵活利用小睡。在工作间隙，进行 15~30 分钟的小睡，可以帮助我们有效提升记忆力和工作效率。

④ 合理安排过渡阶段的工作。可适当与领导反映自己的困难，同时积极与同事沟通交流，合理调整自己的工作量。

⑤ 学会从工作中获得激励。工作是体现自我价值的重要渠道，因此努力让工作成为自我动力，坚信每一份付出最终会看到回报。正所谓"给我一个支点，我能秀起一片天"。

17 疫情肯定会影响我的收入，想到这就心焦

无法否认的是，疫情给每个人都带来了经济损失。但请相信，这只是一时的困难，当风雨过去，一切都会好起来。因为不怕输的人最勇敢，不将就的人最好看。

① 可以和亲人朋友、单位负责人交流经济困扰，相信如果你有需要，他们会伸出援助之手。不要一个人"扛下所有"。

② 近期，政府出台了一系列"稳岗补贴"。请积极关注相关补助政策，寻求适合自己的补贴，减小经济压力。

③ 和朋友交流谈心，宣泄情绪，整装出发，继续奋斗。

④ 合理安排生活。业余时间，做些喜欢的事情，适当放松。

⑤ 合理规划未来一段时间的开支，开源节流，从现实层面掌控自己经济的主动权。一方面，量入而出，理性消费；另一方面，寻求特殊时期下的商机，积极开拓。

18 疫情万一反弹，
公司就要裁员，
我就会失业了

本次疫情的影响面广，除了健康威胁，经济大环境的变化和公司运营损失，影响到个人就业的可能性确实存在。

人无远虑，必有近忧。能提前考虑到这个风险，说明你有危机意识。要知道，静止是相对的，变化是永恒的。工作的变动也是一种常态，请安然接受。

失业，是一种危机状态，让你离开了"舒适区"，但可激发你的进取心和潜能，把握"危险"后面的"机会"。

你可能会担心得失眠，焦虑得茶饭不思。可是担心没用！想想你能把控的事吧，做你能做的、有用的事，譬如努力钻研业务，提高你的岗位胜任力，使公司裁员时不舍得裁你，所谓"有用才有'位'"；也可以抓紧学习其他技能，万一被裁员了，可以去尝试新的工作；或者变被动为主动，直接去就业市场寻找适合的工作，而不是等到失业以后再行动。

其实，人们不会无缘无故地发脾气。

生活和工作模式的改变是最主要的原因：一下子从"宅家放松"

19 不知道为什么，
这两周工作时，
每个人脾气都很差

变成了"朝九晚五";前期堆积的工作、无法一下子到岗的同事,都会导致工作量增加;原本"亲密无间"的同事关系变得"有距离感";担心环境清洁度问题……各种因素导致本已处于应激状态下的情绪变得更加不稳定。

此时,需要正确处理这些不好的情绪。

① 接纳自己。不要过度自责,接纳情绪的同时,可以更好地理解他人的负面情绪。

② 调整作息。尽量在最短的时间内将作息调整至工作模式,保证充足的睡眠。

③ 重塑信心。积极地自我对话,相信自己依然可以出色地完成工作,相信公司能为员工提供足够的保障,相信不久后疫情就会结束。

④ 寻求帮助。求助的对象可以是家人、伴侣、朋友以及专业人士,勇敢地说出自己的困扰是解决问题的重要步骤。

20 以前经常聊天的同事们,突然觉得很有距离感

这是复工后很多人会有的感觉。较长时间的居家隔离使我们和同事有了身体和情感上的距离,"久别重逢"还真有点不自在。

每个人的行为、情感和人际交往方式在一段时间内会形成

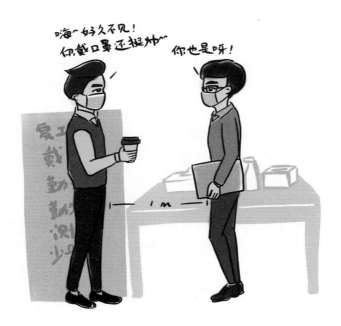

惯性。就像近期，我们亲密接触的是家人，和同事只是微信交流，甚至暂时没有任何联系。现在见了面要一下子"亲热"起来，就好比让快速前行的汽车突然转弯。

　　同事通常是工作场景的一部分。和同事的"距离感"可能与复工后对工作的生疏感有关。更何况，复工后，我们还在对疫情的防控中，大家需要戴口罩，避免身体接触，这也会造成距离感。

　　接受自己的这种感觉，给自己一段时间重新走近工作和同事。从擦身而过的一个微笑、一个热情的招呼，让情感升温，距离感自然消融。

21 老板安排了
大量的工作，
要求追回耽误的进度，
我们是机器吗

这次疫情是对我国经济的严峻考验，企事业单位都面临自身的困难，"老板们"的焦虑情绪难免会通过增加工作量而传递给员工。

繁重的工作压力容易形成恶性循环：白天工作做不完，晚上熬夜加班，或心事重重睡不着，第二天工作效率下降，越发觉得工作不负重荷。

要改善这种局面，首先，请保持积极正向思维，相信目前是疫后复工最艰难的时候。与单位领导和同事保持沟通，消除"负性想法"——"老板把我们纯粹当作机器和工具"的想法是真的吗，还是负面想法下产生的感觉？其次，尽可能给自己放松的时间，尤其是回到家中，可以和家人聊聊、网上冲浪、阅读、听音乐等。再忙，最基本的睡眠要保持，给身心必要的"蓄电"后再投入工作。

恐惧是人类的基本情绪，是自我防御的基本反应。新冠肺炎作为一个突发公共卫生事件，具有不可

22 我参加过
一线抗疫救护工作，
可是我现在
越来越恐惧临床工作

预见性，因而会使人缺乏安全感，本能地产生应激反应。

不可预见性越强，所诱发的应激反应也就越强烈。新冠疫情之严重，远超正常人的承受能力，即使是医护人员也在所难免。在抗击疫情期间，医务人员会尽可能地调动身体的潜能来应对不可预见的风险；当疫情趋势向好发展，人体的生理和心理就会渐渐松弛下来，回复到非应激状态。这时，当事人便会感受到之前没有在意的情绪反应（包括恐惧、焦虑、抑郁或愤怒等）。

面对、正视、接纳恐惧，内心才不会被恐惧打倒：和亲朋好友充分讲述自己的感受；与其他有类似创伤的人建立联系，抱团取暖；转移注意力与其他事情上，或者采用呼吸调整、锻炼等方法来放松；保持规律的作息，均衡的膳食，充足的睡眠；善于向专业人员寻求帮助。

通过心理调整，通过与过去、现在和将来的链接，碰触内心最柔软的部分，让自己的身心更加自由。

23 我不想再当医生了，因为这是一个痛苦的职业

感谢你一直以来的辛勤付出和奉献。疫情肆虐，你发挥个人能动性，通过精湛的医术治愈患者，帮助患者，解决他们的痛苦和烦恼，你做得很好！

在新冠肺炎的诊治、防疫或监控期间，医务人员每天暴露在高强度和高压力的状态下，容易出现负面情绪。即便在疫情结束后，负面情绪的影响依旧可能持续。可以适当释放个人的压力和情感，寻找熟络的人进行倾诉、"吐槽"，抑或是寻求安慰等。

助人也是自助，请经常给自己打气：医疗工作是一份荣誉感、专业技术性极强的职业，肯定自我的能力和价值；回想每当治愈一名患者时，内心的喜悦感。

若尽力后，却依旧无法拯救患者生命时，学会情感抽离，将工作和生活分开。在工作之余，可通过冥想、深呼吸放松等方式进行个人的情绪分解。

职业的选择是每个人的自由，当你对这份职业抱有消极看法的时候，也许应该给自己一点时间和空间去想一想自己热爱和需要的是什么，寻找一下"初心"。暂时将情绪放在一边，理性的思考能够让自己做出更优的决策。

24 重返原先的岗位，我发现无法适应工作环境和节奏

经历了一个漫长的特殊时期，很多人都会出现这种情况，不用过于焦虑，尽量轻松应对。

① 返岗初期，先降低目标和要求，给自己一段时间重新熟悉和适应工作。人的适应能力是非常强大的，相信你一定能

够重新融入工作环境，跟上工作节奏。

② 特殊时期复工要做好个人消毒和防护工作；尽量保证规律作息和健康饮食，自身免疫力很重要。

③ 做好每日工作规划，提前梳理工作内容，合理安排、分清主次重点，曾经熟悉的工作会再次变得得心应手。

④ 和领导及同事做好沟通，争取获得他们的理解和支持，在工作中团结一致、互相帮助。

⑤ 面对压力时，寻找适合自己的方式放松，适当向亲朋好友宣泄心中的苦恼，获得家庭支持，多给自己积极正面的暗示。

要记住，拥有逆境，便拥有一次创造奇迹的机会。

25 我的宝宝还小，又要在家办公，完成工作和照顾孩子之间怎么平衡

有一句话说得非常好，改变的是生活和工作方式，不变的是与"熊孩子"斗智斗勇。在家办公的宝妈们别急，下面的小方法送给大家。

① 摆正心态，暗示自己可以做得好，拒绝焦虑。心态决定成败，好的心态是成功的开端。

② 与孩子一起制定日程表，用孩子能够理解的语言和图画告诉他，这些时间不可以打扰妈妈，并在孩子做到时，适时奖励。

③ 提前做好时间安排，拥有规律作息。每周给自己放假一天，选择做自己喜欢的事情放松身心。

④ 在工作异常繁忙时，请家人帮忙照看孩子。

⑤ 遇到问题或压力过大时，积极与伴侣沟通，学会倾诉与交流。如出现失眠、焦虑、情绪差，不能自我调节时，及时寻求专业帮助。

26 虽然我病愈出院了，但是单位不让我上班，怎么办

每一位新冠肺炎患者出院后，都需自我隔离一段时间，这是新冠肺炎康复和防控的必要手段。熬过"无人问津"的日子，才能拥有你的诗和远方。

① 询问并了解单位不让上班的原因。在未得到确切说明前，请勿消极猜测单位的用意，尝试与领导沟通，尝试互相理解。

② 积极关注目前自己可以利用的资源和解决的问题。如果经济来源的确有问题，可以求助家人和朋友；如果担心自己的工作，即使在家里，也可以尝试通过电话、网络等途径和同事聊聊自己的状况和他们的想法。

③ 好好利用这段时间。换一个角度思考问题，这段时间也许是你退休前难得的"长假"，建议可以充分利用这段时间，做一些一直想做但又没有时间做的事情，也可以多和朋友、家人联系，享受居家的生活。

家庭学习

把**脾气**拿出来，那叫**本能**；
　　把脾气压下去，那叫**本事**

　　每天**骂**十分钟病妻，
　　　　　　　最好**写**下来

　　听命于情绪，是一种放纵；
　　无视于情绪，是一种**麻木**；
　　能控制**情绪**，是一种稳重

27 孩子在家
每天也想上好网课，
但注意力总是无法集中

孩子"想上好网课"，说明他学习充满了热情，态度积极认真，值得表扬！但是网课和教室的学习环境真心不同。

和老师、同学的互动较少，需要更多的静心和自我监督。所以事先做好充分的环境准备很重要，包括：提前进入"网课环境"，关闭所有无关的电子音像产品，移除食物等干扰物品，提前预习上课内容等。

可以让他尝试：上课前，可以进行 5 分钟的课前闭目、深呼吸的静心正念练习；建立学习互助小组，和同样上网课的同学一起，在组内互相监督打卡；和老师、朋友或者家长交流负面情绪，寻求他们的帮助和支持；在家里还要积极进行体育锻炼，适度运动，不要看手机……

很多事情欲速则不达，我们对新事物都有逐渐适应的过程，不用太着急，平缓心情，慢慢就会习惯这样一种新的学习方式并集中注意力了。

28 天天盯着孩子
上网、学习，
家里争吵不断，
鸡犬不宁

因为上网课，家长天天盯着孩子，结果双方经常发生争执，大家都非常烦恼。其实，长时间的居家"隔离"生活会让本来或许没有注意的隔阂，在不能外出的憋闷、疫情压力、自身情绪等因素的交织影响下，凸显出来。那我们该如何做呢？

① 和孩子进行心平气和的沟通，让他了解你的担忧。要知道，把脾气拿出来，那叫本能；把脾气压下去，那叫本事。也许，他会尝试怀着感恩的心，对家人的监督表示感谢。

② 让孩子陈述自己的想法，如果他表示可以独立管理自己学习和生活的意愿，希望给予支持和鼓励。

③ 换位思考。争执时需要你去换个角度，思考一下：我们到底是因为什么不开心？站在他的角度想一想这些事情对他和自己的利弊。

④ 制定网课行动清单，将网课学习内容列入清单，告诉孩子，如果他逐条针对完成，定期和家长交流进程，你们会很"定心"。

29 发现孩子在家学习时，总是无法安静地坐在电脑前

特殊时期居家上网课，不仅仅是学生自己一个人在"战斗"，而是有很多人一起完成。但还是有很多孩子，无法安静地坐在电脑前，家长可以请孩子看看下面的几个小建议。

① 在家学习，长时间地独自面对电脑中的虚拟图像，对

每一个学生来讲，都是新的学习方式和挑战，需要逐渐适应。

② 接纳自己的情绪，不批评、不评价自己，观察和描述自己的情绪，并在其中待一会儿，可以尝试打开窗户享受阳光，或在自家的阳台上、院子内接受自然光照，深呼吸、闭目、正念，保持平心静气。

③ 为自己营造一个安静而温馨的学习环境，可以关闭所有无关的电子音像产品或软件，如抖音、QQ 等，移除食物等干扰物品。

④ 建立网络学习互助小组，打开摄像头，和同学一起学习，互相监督，更有乐趣。

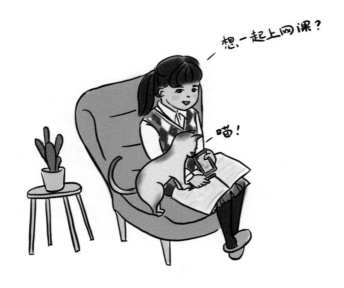

30 家长群里说，那些上网课的老师还没自己老师讲得好，真担心孩子会落后

疫情期间，上网课成为了学生们学习的主要方式。"上课的老师还没我们自己老师讲得好"，相信听到这句话，如果再看到孩子上课时发发呆、吃吃零食，家长们要抓狂了。

那应该怎么做呢，对此我们有 3 条小建议。

① 网课相较于课堂听课，少了许多老师和同学之间的互动，以老师讲课传授为主，这样的教学方式容易让人产生枯燥无味、疲倦的感觉。同学们可以边听课边作笔记，让自己积极投入。

② 网课课程针对的学生涉及面较广，相对较浅显，全是基础内容，但同学和家长们还是要认真对待，在思想上重视，基础不打好，怎么提高？

③ 相信"上网课"这种教学形式对很多老师来讲，可能也是他们人生的"第一次"。这背后凝聚了老师们大量的辛勤汗水。尽管一堂课只有短短的几十分钟，这却是老师们反复备课、录播的成果。我们要珍惜并且尊重他人的劳动。

孩子们，请认真；家长们，请安心。

待疫情过去，谁揣着更扎实的基本功，谁就能更快地重返"跑道"。

首先，要为孩子的自我思考和探索能力点赞。其次要了解，游戏这么好玩，如果孩子希望自己"控制住，不玩游戏"，一定是因为他有更有意义的事情想要做。

31 孩子总是忍不住偷偷玩游戏，他也想控制，但总是失败

在此有几个建议给你们。

① 觉察是改变的开始。当孩子能发现自己"控制不住想要玩游戏"，说明他已经开始握住自己的"方向盘"了，很厉害！

② 需要为玩游戏"正名"，适度游戏是有好处的，不仅可以让情绪放松，也是疫情期间线上社交的重要方式之一。

如果孩子感到玩游戏已经有损身体，或耽误其他事情，那就需要调整了。先想想游戏满足了自己哪方面需要，如果没有游戏，还有哪些方式可以同样满足自己？

③ 需要坚持。即使头脑分析清楚了，为了让身体适应新的习惯，请每天坚持在一定的时间内做那个你同样感兴趣的、可以满足自己的事情。

④ 增加与朋友和家人交流的时间。可以告诉他们自己在"控制玩游戏"，他们可能有一些更有趣的新点子。

32 孩子除了学习，
没什么有兴趣的事，
每天说自己
无聊到"爆炸"

孩子能在无聊到"爆炸"的情况下保持学习节奏，其实已经做得非常好！在家确实很无聊，很多户外玩乐都不能进行了，不得不承认，这个感受是无可避免的。

每当感到无聊时，就骂一骂病毒，坚持骂十分钟，最好能写下来。因为这个"该死"的病毒，把所有的计划打乱了，要把它的"罪状"都列出来。

建议多和朋友联系，分享你们所列出的"罪状"，让他们也列一列，看谁总结得最全面。总结得比较少的人，可能病毒对他影响不大，你们可以问问他在家都干嘛了，为什么不骂病毒？

越是觉得无聊到"爆炸"的人，越说明平时是精力充沛、兴趣广泛的人。除了骂病毒，不妨探索一下有哪些活动可以在室内做？有哪些之前顾不上玩的，现在可以试试了。这是一个重拾爱好的时间。

想和同学见面，说明孩子有良好的人际关系，是好事！同时也要理解他的感受。"闷"在家里真不舒服，之前跟

33 我坚持不让孩子
和同学见面，
孩子说我没道理、
老顽固

朋友约好的行程取消不说，见面都不行，真是委屈又无聊。

如果你没有和孩子讨论过"坚持不让"的原因，请你"大人有大量"，主动和他聊一聊。顺便说说，现在大人们也不能出去，也有同样的憋屈。

然后，我们忍不住要说些道理了。大家都需要了解疫情所致的风险，在目前情况下，留在家里是最安全的方式。所以，需要用理性的了解去克服感受上的不爽。

其实，在无奈的现实情况下，可以采用别样方式"见见"同学。比如运用现代通讯手段，微视频、云见面等，也可以营造线上课堂，互相监督学习，还可以与同学约定线上娱乐时间，语音也好，游戏"开黑"也好。如果孩子愿意，也教教父母，现代通信的手段，孩子们一定玩得更溜！

34 孩子总是不好好学习，辅导他作业我就生气

家长常抱怨，孩子不好好学习，辅导功课时非常生气，太难了。别急，下面几个方法可以试试。

① 用孩子能理解的方式传达学习的意义。最佳方法是家长言传身教，营造"学习型"家庭氛围，帮助孩子理解怎样的行为是"认真"。

② 了解孩子的学习动机及能力，分析"不好好学习"背

后的原因，多以鼓励的方式引导。"注意缺陷多动障碍"（俗称多动症）和"特殊学习技能障碍"是影响学习能力的常见问题。孩子会出现小动作多、注意力不集中、学习能力低下等表现，建议积极就诊。

③ 注意调整情绪。家长的急躁表现、极端言语会伤害孩子的自尊心，继而产生对抗情绪。因此，家长需要冷静，要学会思考和观察，根据孩子的特点，找到最理性、最有效的方法。

35 我家孩子3岁，也没啥网课适合他，要输在"起跑线"了

看得出来你很重视孩子的教育。

但是需要了解这个阶段孩子的发育特点，才能真正帮助他们健康成长。

① 3岁孩子的视力还处在发育期，多看电子产品不利于他们视力的发展。

② 3岁正是孩子通过游戏来发展语言、运动、协调等能立的大好时间。家长可以陪孩子搭积木，以提高他们的想象力、手指精细动作等能力；一起运动或做手工，增强孩子的协调与运动能力。

③ 可以给孩子讲故事，帮助理解不同的情绪和世界，提高他们的倾听能力和注意力，通过复述故事提高记忆及概括理

解能力。

请接纳、支持孩子们，保持良好的心态，避免攀比。每个孩子都是独一无二的，看到他的进步，关注他的情绪，才能更好地帮助他成长。

❖❖

需要明确是孩子确实拖拉还是家长性子太急。

36 孩子在家学习拖拖拉拉，我看着急得不行

如果是孩子的问题，先分析原因：是习惯还是新近出现的？是没兴趣还是周围诱惑太多？然后进行鼓励方式的引导，比如早完成作业可以获得奖励。

如果是家长的问题，解决方法如下。

① 可以选择让其他人去和孩子交流，沟通效果会更好些。

② 自行调整，觉察自己急躁时用数脉搏、做深呼吸、脑子里叫"停"等方式提醒自己，让情绪平静下来，然后观察其他人对孩子行为的反应。

③ 事后反思总结，看什么样的做法是最理性、合理的。

④ 学会放手。不要总是紧紧地抓住孩子，有时松一点，会发现，原来孩子们完全能成为自己的主人。所以，家长朋友们，请专注于自己的工作吧。

37 孩子学习时居然玩手机,真想揍他

揍孩子之前,咱们先想想两个问题。

第一,粗暴地打孩子能否真正解决问题?答案是否定的,而且这样做对培养良好的亲子关系不利,反而让孩子习得用暴力解决问题的方法。

第二,孩子学习时玩手机的原因是什么?请和孩子一起分析。是听不懂,还是不适应网课的形式?是没兴趣,还是注意力不集中?只有发现行为背后的原因,才能找到合适的解决办法。

哪些是比揍孩子更好的解决办法呢?

① 营造类似学校上课的仪式感,如要有固定独立的学习空间,注意保持环境整洁,和孩子一起制作课程表等,这些都能够提高孩子对网课的重视度。

② 提高孩子的学习兴趣。无论上网课还是学校上课,孩子的学习兴趣和动机至关重要。请和孩子耐心沟通,了解有无学习上的困难,多鼓励孩子,提高他的自信心。

③ 可以和孩子一起制定"行为合约",并通过孩子喜欢的奖励来激励他的行为。

根据孩子的表现，应当从以下两方面来考虑。

38 孩子上网课时小动作很多，注意力老是不集中

如果是新出现的情况，回忆一下孩子首次出现问题的时间，之前发生过什么？之后产生怎样的影响？从而加深对孩子的了解，找到改变的"钥匙"。

如果是一直都这样，根据孩子的年龄、个性、和同龄孩子的差异等，了解他们的行为是否偏离了心理发展阶段。如果符合同龄人心理表现，可能家长就需要调节自己的焦虑，激发孩子学习的兴趣。如果孩子表现偏离了其心理发展阶段，那就需要及时寻求专业帮助，采用个性化的手段干预。

39 我是老师，疫情让我被迫成了"主播"，太不习惯了

非常理解你的感受。当老师本就不易，既要对学生负责，还要做家校间的联络枢纽。如今，习惯的模式突然改变，一定更加困难，备感压力。分享几个建议，供参考。

① 非常时期应行非常之策。疫情之下的线上教学本就困难，老师对于效果的期待也要相应调整，请不要苛求自己做到"完美"。

②如果是技术上的困难，请积极寻求领导和专业人士的帮助。"在线学习"是对学生和老师的共同挑战，不妨当作一次新模式的探索，老师和学生是"同班同学"，这也是增进彼此了解的好机会。

③工作如此繁忙，请在其他方面多"宠爱"自己，和家人、朋友倾诉烦恼、给自己买喜欢的东西，为疫情结束的出行做计划，都是不错的方式。

40 我很辛苦地给学生们上网课，但完全不知道他们听没听，非常担心教学质量

看得出来，你是一个自我要求严格的好老师。在线教学的确很不容易，这种新方式并不是你习惯的工作形式和重点，所以感到困难和焦虑是再正常不过的。

作为一名老师，你一定希望最大程度地让学生获得知识。事实上，在线"教"学对老师来讲有困难，在线"受"学对于学生来说同样充满挑战。

一方面，请放下"一定要确保学生听课"的"高标准"，这在平时的学校环境下有时都很难保证。想想看，很可能孩子们的平时的听课状态也是这样。

另一方面，面对新模式的适应，你和学生其实是"盟友"，

大家都需要时间。如果真的发现哪个学生"没有听课",想想可能的原因是什么,比如,对他来说,或许在线上保持专注是有难度的;或许他的网络有问题;或许有家长在隔壁也给他带来压力……可以主动去了解孩子的实际情况。

最后,目前请允许自己做到 70 分。争取领导和家长的联合支持,别担心他们不满意,特殊时期,每个人能做到 70 分都得付出努力才行。

爱和
接纳

人。生而平等

我就是一个独特的存在

如果你因为错过太阳而流泪，
那么你也将错过繁星

风会熄灭蜡烛，
却也能使烛火越来越旺

41 朋友和邻居
一定会歧视
康复后的我，
我很害怕见到他们

对于新冠肺炎康复出院的患者来说，由于受到某些舆论的影响，担心出院后被人嫌弃，甚至是被人歧视，这虽然并非空穴来风，但如果要把这个可能性定义为"一定"，则显得过于武断。任何事情都会有正反两面性，过分强调负面的结果则在认知上显得片面。

消除歧视需要全社会的努力。

① 对痊愈出院的人来讲：接纳自己，尝试和内心对话；安抚自己的情绪，请相信，很多人愿意成为星星，照亮你的夜空。经历过生死，还有什么不能面对的呢！

② 对公众来讲：多一点自我管理，"生而平等"是对生命基本的敬畏；多一点知识的学习，与其排斥他人，还不如先学好理论，做好必要的自身防护；多一点仁慈之心，多一点换位思考。

③ 基层和社区也可以为出院患者提供必要的支持，比如通过社工为他们作心理疏导解压、组织康复者建立自助团体开展自助互助活动等，这些都有助于康复者尽快回归正常生活。

42 家人有的被我感染了，
有的被隔离了，
我是罪人

非常能理解你痛苦而内疚的心情，没有什么比看到自己原本健康安乐的家庭变得摇摇欲坠而更让人煎熬的了。

其实我们都知道，让你和你的家人生病、隔离的原因是这场疾病，是病毒。面对病毒，大家都是受害者。过分的自责自罪不仅于事无补，更有可能让我们陷入抑郁的泥潭。

当暴露在波动的、随机的、不确定的世界中时，我们要做的就是"主动拥抱变化"。

① 接纳变化。心平气和地想一想，自己和家人的变化、自己的需求、存在的意义、生活的乐趣、亲人的情感……你会有新的人生感悟。

② 与其回避，不如积极面对。和家人聊一聊，说说自己的感受，互相鼓励，越是危机时刻，一家人越需要团结在一起，并肩前行走出阴霾。

要记住，在很多危难时刻，我们能做的，就是接受事实，换一种方式思考问题，换一种形式更好地生活。

风会熄灭蜡烛，却也能使烛火越来越旺。

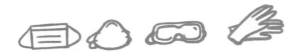

43 这么多的人离开了，我为什么还活着

"悲伤是会传染的"！2020年的开年真的是太"魔幻"了，看着许多人因为新冠肺炎离开，很容易引发我们的悲观消极情绪。

即使生活有很多不如意，但是依旧找得到值得我们去生活的理由。想想疫情前的生活目标，找回自己的生活目标，疫情过后生活会慢慢恢复常态。

寻找家人、朋友的陪伴支持，和他们讨论相关话题，听听他们活着的理由，并获得家人、朋友的情感支持。写出至少1条活着的理由，并积极地自我暗示，告诉自己"我就是一个独特的存在"，肯定自我的价值。每天坚持做一些你喜欢的事或你能很好完成的事。一方面分散注意力，给自己沉浸式体验，另一方面，让自己重新拥有"效能感"和"掌控感"。

如果消极念头强烈，有实施自伤自杀的计划，请不要犹豫，马上拨打危机干预热线电话，或在做好防护的前提下，至专业心理卫生服务机构寻求帮助。

44 我最爱的人走了，我也成了躯壳

最爱的人离开了你，你的身体感觉到麻木、乏力、没有精神，感觉自己只有一副躯壳……这些都是丧亲后的常见反应。

活着的人幸存下来，但生活却随着逝去的亲人失去了色彩。这种情况能好转吗？当然能！

① 允许自己哀伤并且接纳自己目前的状态，此时，你需要给自己一定的心理时间与过去道别。

② 寻找陪伴和支持。在最无助的时候，亲人、朋友是我们的后备力量，不仅仅是陪伴，还帮助维持正常的生活节奏。

③ 合理宣泄情绪。用自己的方式把痛苦释放出来，比如与他人倾诉、大哭一场等。这并不代表懦弱，而是你对死者的不舍和思念，不要刻意去抑制这种情感。

④ 做一些放松训练，例如渐进性肌肉放松、瑜伽、呼吸训练等。

请慢慢地尝试接受现实，寻找生命中的意义，想想如果最爱的人还活着，他们希望你过怎样的生活。如果觉得自己调整得很艰难，或出现严重消极观念时，请及时寻求专业支持和帮助。

45 怎样帮助疫情中失去双亲的孩子

① 包容他们的情绪。年幼的孩子，往往会对陌生的人和环境而感到恐惧；年长的孩子，可能会通过哭泣、沉默、攻击、否认等形式表达自己的情感。请包容和接纳孩子所有的情绪。

② 营造安全感，帮助他们理解死亡。做到充分的陪伴；经常提醒孩子环境是安全的；保持规律作息；提供玩耍机会；向孩子解释，坏事虽然发生，但这不是他们的错；对于死亡这类问题，给出简单的、不含恐怖细节的回答；允许孩子保留逝去亲人的纪念物；耐心对待孩子可能表现出的退缩行为，如吮指或尿床。

③ 帮助重建新生活。最初的阶段过去后，落实长期的照顾者和帮扶计划。可以和孩子讨论今后的生活，相信他们有应对能力。

④ 适时寻找帮助。不要试图一个人做这些事，如果你出错，孩子的处境可能会更糟。可以请亲朋好友一起来帮助，或向组织、社区、民政部门、儿童保护机构等求助。

46 能否少一些地区歧视，对我们温柔一些，我们已经做到极致了

此次抗疫，疫情重点地区的人承受巨大变化和压力的同时，许多当地人也遭受了诸多心理委屈。"谈鄂色变"，成了这段特殊时期一种特殊的现象，甚者更有谩骂、"人肉"、歧视……

首先，我们自己要战胜内心的不安和自卑。疫情期间的地域歧视，本质上源自疾病恐慌带来的简单归因，一些科学素养

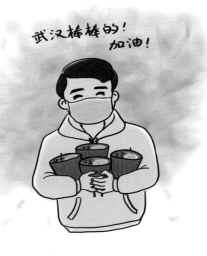

不高的民众将其极端化了。相信随着疫情的控制并最终结束，伴随的地域歧视势必销声匿迹。我们自身更不必为此背负长久的心理不安。

其次，我们可以借此机遇学习如何变得强大。无论对个体还是一个群体来说，遭受攻击、歧视等挫折，都只能使弱者一蹶不振，对强者则正是淬炼心智、凤凰涅槃的机会。武汉市民这次抗疫过程中表现出的如治愈者积极捐献血浆、疑似者耐心接受排查、千万市民居家配合等举动，已经展示出，这个城市、她的市民将再次令世人惊艳。

对于重点地区以外的人来说，有一句话：好好对自己，一辈子没多长；好好对别人，下辈子不一定能遇上。别做二次伤害的制造者或旁观者。待疫情过去，希望在你心中的还是以前的模样，没有距离，没有排斥，只有对美好生活的珍惜。

47 作为医护人员，没有办法救活患者，我非常自责

在疫情面前，每一个人都是渺小的，但是每一位医护人员每天都在"超越"。他们虽然无法以一人之力遏止疫情，但是这过往的两个多月，千千万万的医护人员共同创造了"奇迹"：把成千上万的患者从死神手中拉了回来；陪伴患者和家属渡过了漫长冰冷的黑夜；身体力行地给予全国人民共渡难关的勇气。

但是，医者不是万能的"神"，也有自身的局限性，而承认和接纳这种局限性才可能与内心的自责和解。泰戈尔说过，"如果你因为错过太阳而流泪，那么你也将错过繁星"。毕竟自责不能挽回"沉没成本"，唯有向前看，努力让下一个患者好转、康复才不会留有遗憾。

48 以前是心脏病，这次得了"新冠"，我是一个拖累孩子的老人

每个人都决定不了自己是否会得病，也不可能故意去患疾病。

① 积极面对。对于心脏病这些慢性疾病，需要有耐心地、循序渐进地配合治疗。慢病都是可控的，能稳定控制就没被它打败。对于新冠肺炎这类急性传染病，做好个人防护、没有得病，就已经战胜它了。

② 寻求支持。和自己的亲朋好友、子女多多交流，说出自己的感受，也了解他人的想法。你会发现，很多时候是"想多了"。

③ 丰富生活。建立健康的生活方式，培养自己的兴趣爱好，参加一些社团组织，用开放、乐观的态度对待生命，对待增龄。

此外，家庭成员也要多多关心长辈的身体和心理健康，多一些陪伴、理解，少一点求全和责备。

---

49 父母关系不好，现在每天在家，我看着心里烦

新冠疫情让家庭成员之间的物理距离近了，低头不见抬头见，相互之间的摩擦一定会增加。父母在家发生争执在所难免。作为子女，看着真的心情烦躁。

那孩子应该怎么做呢？不参与、不卷入，把自己当前的事情做好，积极管理自己的时间，专注自己的学习和生活。

① 空闲时，可以和父亲或母亲单独交流，把自己的想法和情绪合理地表达和宣泄。要知道，交流是改善的最重要一步。

② 主动调节自己的情绪。可以运动、听音乐，或者向周围的人寻求支持，把你的感受告诉老师或好朋友，了解他们对这类事情的感受，得到他们的帮助。

③ 请保持宽容。父母也是人，也有烦恼、也会犯错。所以，宽容父母的不完美，是每个孩子成长的必修课。

当然，家长更应该以身作则，在这样的特殊时期做好孩子情绪的"定海神针"，不将自身的负面情绪传递给孩子。

50 工作压力好大，常把烦恼转移到孩子身上，自己也觉得很愧疚

① 必须点赞您能认识到自己情绪和行为的变化，这是改变的第一步。因为听命于情绪，是一种放纵；无视于情绪，是一种麻木；能控制情绪，是一种稳重。

② 适当调整工作环境，放缓一下太过紧张的工作节奏。

③ 定期寻找合适方式宣泄负面情绪，如进行跑步和游泳等运动，也可以听音乐，找人倾诉等，自我调节。

④ 采用平等的方式与孩子沟通，跟孩子做朋友，有利于建立轻松的亲子氛围。

⑤ 当意识到自己处于情绪暴发的边缘时，对自己说"停"，心里默数 10 秒钟，会心平气和很多。若情绪失控已经发生，做好后续的安慰工作，比如表达爱意、承认错误、说明缘由、取得孩子的理解等。

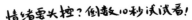

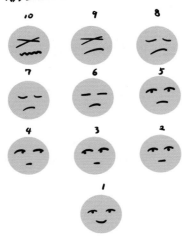

51 和孩子密切相处时间长了，却发现交流更加困难

① 请思考为何出现这种情况，找到原因，才能很好地解决问题。

② 关注及理解孩子的情绪反应和内在感受。多倾听，多鼓励孩子表达，并予以足够的尊重。

③ 拓展话题。和孩子交流他们感兴趣的人和事，对于青少年，可以和他一起讨论社会热点问题等。

④ 增加亲子互动。可以和孩子一起做家务、做甜点、做手工作品或玩游戏，看适合亲子一起看的电影等。

尝试了以上几个方法，也许你会发现亲子关系变得融洽，交流的"话匣子"也打开了。

生活

重建

如果你看到阴影，

　　　那是因为背后有**阳光**

穿上了看不见的**防护服**，

你是更**幸运**的人

无法控制生命的**长度**，

来掌握生命的**宽度**

52 我曾是重症病人，尽管身体康复了，但现在做任何事都提不起兴趣

祝贺你康复！相信经历了这次患病，你已经成为了生活和生命的勇士。

人在持久的压力下容易出现负性情绪，如焦虑、恐惧、抑郁等。做事提不起兴趣多为抑郁情绪的表现。

但"抑郁"和"抑郁症"是不同的概念。抑郁症是一种严重的精神疾病，以显著而持久的心境低落、兴趣减退、精力下降，以及身体、认知等多方面的症状为主要表现，每天大部分时间沉浸于此，持续超过 2 周以上，并造成明显痛苦和影响。

所以，如果只是提不起兴趣，而没有其他问题，可能只是康复阶段的短暂抑郁状态。通过调整生活规律，增加一些运动、坚持一些喜欢做的事、和亲朋好友倾诉等，大多能够自愈。如果持续时间过长，程度加重，则需要及时寻求专业帮助了。

这句话送给你，"如果你看到面前的阴影，别怕，那是因为你的背后有阳光"。

人类对于新发传染病，都没有抵抗力，没人能完全保证自己不得病，只不过有些人（如早期在武汉地区的、当前在意大

53 为什么是我得了这个病？上天太不公平了，我好恨

利等国的）被感染概率更高些。实际上，病毒在人类中的传播时刻发生着，被感染后获得了抗体，你就如同穿上了看不见的防护服，从这个意义上说，现在的你更是幸运的人。

当自身遭遇不好的事情时，怨恨、愤怒、敌对等情绪的出现，是大多数人的正常反应。要允许自己表达这样的情绪。过度压抑反而会使自己情绪更差、持续更久。

同时，要尝试用积极的态度和自己对话：感染新冠病毒是很无奈，也很无力，但即使如此，经过治疗，我挺了过来，这是很给力的。请对自己说，"我很棒""我很幸运""我做得很好"……回忆一下治疗期间，医生和护士给予的支持和关心，请对自己说，"我是被爱的""很多人在关心我"……

经过这道"坎"，重新回归到生活和工作，感受家庭的温暖，专注已被耽误的工作，让时间慢慢疗愈自己的情绪。相信你会更多了一份对健康生活的珍视和珍惜。

54 疫情过后，我想回到正常的生活，这一天不远了吧

在这场全民抗疫中，每个人都是不同战场上的"战士"，要相信国家和政府的努力，相信中国人民乃至世界人民团结的力量，我们一定能回到正常生活。

宅在家里的日子，也是为国家，为社会做贡献。足不出户

的日子，放下手机，与家人多些陪伴，多些沟通，把平日里因工作奔忙的家庭时光补回来吧。

想一想疫情结束后，你要去见的人是谁，最想做的事是什么，最想去的地方是哪里，还有哪些埋藏心底的愿望等待实现。珍惜当下，保持每天的"仪式感"，保持自我"唤醒"的状态，时刻准备回归正常的生活和工作。

我们无法控制生命的长度，但我们可以掌握生命的宽度，拥抱这世间万物的美好。隔离病毒，但不隔离爱。糟糕的日子终究会过去，期待春暖花开，疫情散去！

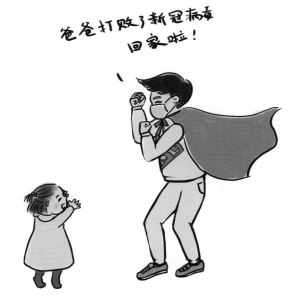

55 孩子在家待久了，好习惯都不见了，怎么办

能感觉出来，孩子最近的表现有点让你失望了。没关系，孩子的可塑性比我们自己要大得多，以下几点有助于孩子重新建立好习惯。

① 与孩子一起制定家庭生活作息表，合理安排作业和活动时间，并督促孩子严格遵守。

② 增加计时性活动，例如计时速算和拼图等，让孩子在限定时间内完成，有紧迫感。

③ 为孩子营造集中注意力的环境。比如，做作业时，把桌子收拾干净，无关之物放置妥当。

④ 不用大人的眼光来看待孩子。对孩子的要求要符合其年龄和身心发展的规律。

⑤ 奖惩结合。当孩子表现出色的时候，要及时表扬，调动孩子的积极性，建立良性循环；若孩子表现磨蹭，不要提醒或吼叫，让孩子体验磨蹭带来的不良后果。

⑥ 以身作则。用自身的良好习惯做孩子的榜样。

56 两个孩子在家总是打架，大人小孩情绪都很不好，怎么办

两个孩子相处有冲突很正常，尤其是长时间宅家，

孩子之间摩擦自然增多，父母不必过度焦虑。

① 孩子打架时，适当给予建议，而非替孩子解决。父母的介入是帮助孩子们寻找解决的方法，学会遇到冲突时该如何沟通。

② 当下先认同和安抚孩子的情绪，不评判对错。让孩子感受到父母的尊重和信任，同时拥有自己解决问题的机会。

③ 了解情况，建立规则，并要求孩子们共同遵守。例如：轮流看电视一个小时，各自拥有玩具支配权，想玩对方的玩具需要经由对方同意等。

④ 公平对待两个孩子，不能偏袒某一方，避免孩子出现潜在不满情绪。

⑤ 在平时的游戏中，增加互帮互助，共同进步的元素，例如拼拼图或玩乐高，以增进两个孩子的感情。

我们生活在一个动态平衡的环境中，日常就有很多病毒和细菌与我们共存，过度清洁和消毒并无必要。佩戴口罩，勤洗手，少去人流密集的地方，做好这些必要的自我防护，在多数情况下我们是安全的。

57 超市里、公司里、公交上，环境清洁得"不像话"，我很不习惯

中国的"抗疫"卓有成效，请相信政府和机构对公共场合

的消毒力度。如果居家办公难以实现，可以选择非公共交通工具，或者错峰上班；与同事办公时保持安全距离，信息传递尽量线上完成。

当然，你还可以和亲人朋友交流自己的担忧，释放和疏解情绪；积极地自我对话，告诉自己所处的环境是已经消毒了的，不必过分担心，安抚自己的情绪；合理安排工作和生活，做些自己喜欢的事情，舒缓情绪。过去事，过去心，无可记得；现在事，现在心，随缘即可；未来事，未来心，何必劳心。

58 在家时无聊得想上班，上了班天天想放假，好像不会生活了

感谢你顾全大局，遵守政府和公司的规定。疫情严重期间，安心在家，为疫情防控做出贡献；复工后，做好防护措施的同时，坚持上班，保证公司的正常运营。

其实，"宅家久了想上班，上了班又想放假"是"上班族"的普遍体验。尝试和同事交流，倾诉困扰，寻求共鸣，舒缓焦虑情绪。

① 合理安排生活。在家时，可以发展自己的兴趣，例如练习厨艺，做做家务，和家人聊天，也可以追自己喜欢的剧，听音乐等。

②合理安排工作。根据工作量，制定合适的目标，完成一部分工作后，适度休息和自我奖励。

③适时调节情绪。心情烦躁时，正念、瑜伽、呼吸调整都是舒缓情绪不错的选择。

④适时自我鼓励。告诉自己，其他人也会有这样的心态，"我"在努力适应和调节，"我"已经很棒了。

59 我们老人喜欢聚在一起喝茶、聊天，闷在家里很郁闷，有什么办法让日子开心点

因疫情在家时间久了感到郁闷，说明你属于平常喜欢与人交往、参与集体活动的老人。其实还有相当一部分老人，是平时就喜欢宅在家里，自得其乐，或者因为长期行动不便，已经被迫习惯了宅家的。

所以对你和你的家人来说，可以试试看能否在某些方面学学能自得其乐的老人。这样的老人通常具备以下几点条件：

①有安全感。包括经济上、日常生活上、个人健康上的安全感。家庭对老人的安全保障也很重要。

②有"自我效能感"。就是充分了解并接纳自身的各种条件，包括长处和劣势，从而能坦然面对各种处境。

③ 有良好社会支持网络。比如，亲朋好友、居委干部、社区医生等。

④ 有较多事情可"忙"。无论是忙个人的爱好，还是忙家务、带孙辈等。外出参与集体活动也就只是其中一"忙"，而不是每天的全部。

对照以上四点，比如给自己每天或者每周排个日程表，逐项对照着去完成；适当增加一些亲朋好友之间"点对点"的走访，或者电话、网络等线上沟通交流；找一些不必扎堆聚集的活动，比如邻里互助、社区里的志愿服务等。东边不亮西边亮，让自己尽可能"忙"起来，郁闷感就会减轻。

---

60 孩子在老家由老人照看，只能天天视频联系，以后感情会生疏的

① 察言观色。在视频里，我们可以看到孩子的表情，是渴望的、无动于衷的、生气的还是害怕的？这可以增进我们对孩子的了解。

② 身体力行。孩子不能回来时，多视频聊聊天；回来后，给他们拥抱，表达想念；花点时间陪孩子玩耍、看书。要知道，"做"比"说"更能将关心传递出去。

③ 知行合一。如果孩子表现出了生疏或厌烦，请耐心去了解他们的想法和可能发生的变化，尝试去理解他们，并给予恰当的情感回应。

寻求
帮助

你已经是
生活和生命的勇士

相信专业的判断，
学会 "放下"

积极地寻求专业心理治疗，
同时悦纳自己

61 我出院后，总是反复想起这次患病经历，噩梦不断

祝贺你康复出院，相信经历了这次患病，你已经成为了生活和生命的勇士。

新冠肺炎疫情暴发对所有人造成了不同程度的心理影响，尤其是新冠肺炎患者，更容易出现紧张焦虑情绪。除了情绪的改变，更多的表现是来自身体的不适。

在压力下，身体各感官会变得敏感，警觉度升高，例如，平时不觉得刺眼的光线、不太嘈杂的声音都会变得令人无法忍受。其中，最常见的就是睡眠障碍了，可以表现为入睡困难、睡眠质量下降、早醒、半夜惊醒或噩梦不断。

如果噩梦不断只是短暂现象，几天后就好转了，则不用担心，属于急性的应激反应。但如果持续时间很长，无法缓解，甚至连白天清醒之时也经常会想到患病的痛苦经历，那就需要注意了，很有可能与创伤后应激障碍（PTSD）相关。

PTSD 是指遭受异乎强烈的精神应激后所导致的延迟出现和持续存在的精神障碍，是应激相关障碍中程度最为严重的类型。如果怀疑出现了 PTSD，必须尽早去精神卫生专业机构进行评估和治疗。

62 我每天控制不住
要反复洗手和消毒，
而且还要求家人
一起这样做

新冠肺炎病毒看不见、摸不着，那要如何防范呢？相信绝大多数的人都会按照钟南山院士的要求——戴口罩、勤洗手。于是就会出现洗一次不够，多洗几次；自己洗了不够，叫上家人一起洗！其实，这是一种强迫行为，但可以主动控制。

在平时的生活中，可关注自己的行为模式，主动地去减少自己的反复动作。以强迫性洗手为例，重复洗手时提醒自己"它又出现了"，然后刻意减少洗手次数。两三天后，你会发现不用洗那么多次手，也照样好好的。

如果你发现自己无法控制，则要借助家人帮助监督。如果情况仍然严重，需要向专业人员寻求帮助。

经历新冠肺炎，对任何人来说，是"压力山大"。在重大压力的影响下，

63 回到家中，
我整晚整晚睡不着觉，
这是后遗症吗

睡眠不好是常见现象，并不是肺炎的"后遗症"。当然，之前的住院治疗和目前的在家休息，都打破了以往的作息时间，也会对睡眠造成一定的影响。

尝试从睡眠卫生角度对自己做些调整：增加一些体能锻炼；睡前避免做让自己情绪激动的事情；逐渐恢复正常的作息时间；营养均衡，合理膳食；尝试一些让人放松的活动帮助入睡，例如呼吸放松、瑜伽、泡热水澡、听音乐等。

如果失眠的频率高（比如一周超过 3 个晚上），持续时间长（比如连续两周以上），对生活造成较大影响，通过自己的调整也无法改善的话，建议寻求专业帮助。

其实你已经做得很好了，你的身体战胜了病毒。经历这么大一场疫情，

64 身体康复了，但是脑子里一直闪现告诫声："不要惹麻烦"

几乎所有人都会出现这样的担心，不要外出、不要惹麻烦。

如果疫情的确还未结束，保持一个适度警觉的状态是必要的。但是，可以努力尝试让自己的生活更好：活在当下，在安全的区域内，做力所能及的事；一心一意，做一件事情的时候，专注于这件事，例如洗碗时就洗碗，关注碗的质地、水的温度等。

如果这样的声音在脑海中出现，并持续时间较长，影响到了自己的生活，建议在做好个人防护的前提下，至专业心理卫生服务机构就诊。

65 我觉得自己
心理出现了问题，
能治好吗？
该找谁治疗

① 适度宣泄负面情绪，允许悲伤，千万不要憋着。

② 寻找适合自己的放松方式，如听听自己喜欢的音乐，运动拉伸，抑或冥想放松。

③ 每个人都会有心理困惑，当你觉得自己一个人熬不过去时，可以告诉你的家人和朋友，向他们倾诉，寻求他们的帮助与支持。

④ 尝试自我分析一下，到底自己可能哪些方面指向"心理问题"，积极寻求线上心理援助，进行专业的评估。

⑤ 必要时，在家人的陪同下到专科门诊就诊，接受专业的治疗。请相信，积极地寻求专业心理治疗，悦纳自己，心理问题定会离我们而去。

◇◇

① 理解。生死攸关的新冠肺炎、长时间的隔离，对患者心理是

66 家人病情好转以后
性情大变，
我们不知道怎么应对

很大的挑战。虽然病好了，出院了，但心理的危机并非那么容易过去。部分人甚至会出现包括性情等在内的持久性改变，还会出现自我感觉痛苦，或难以重新融入家庭和社会。这些都是

常见的经历心理创伤后的反应。

② 接纳。在理解的基础上，接纳家人性情的变化，允许他慢慢调整，重新找回那份安全感，不要与之针锋相对。

③ 陪伴和支持。当他不想说话时，默默的陪伴是很温暖的；当他大发雷霆时，保护他的安全是很必要的；当他苦恼哭泣时，让他毫无顾虑地表达悲伤情绪是有疗愈作用的；当他喋喋不休诉说时，认真倾听是很有帮助的。

④ 如果性情改变持续较久（比如超过半年），且让家庭成员苦恼万分时，请帮助他去寻找专业支持。

67 宅在家里，控制不住熬夜刷手机，第二天又很后悔

如果是因为刷手机影响了睡眠，以下三个方法可以帮助你。

① 用一些小仪式提醒自己作息时间，帮助自己规律生活。比如上床前洗个热水澡或泡个脚、换上睡衣……晨起后化个妆、做套操……

② 寻求帮助。让家人晚上 11 点时提醒你"该睡了"，或自己设置一个闹钟，到时停止刷手机，关灯睡觉。

③ 睡前 1 小时就放下手机，或放在卧室外，至少不要放在床头；还可养成新习惯，比如睡前看书、听音乐等。

如果是因为睡眠问题导致晚上刷手机，则可寻求专业帮助，先改善睡眠。

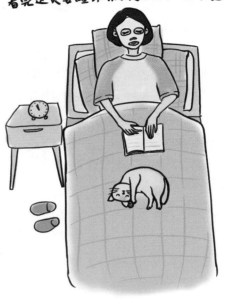

看完这页要睡了，明天试试新买的早餐机。

68 天天熬夜加班，
睡不着、心很累

① 可以试着通过几个方法提高睡眠质量：睡前一小时停止高强度脑力活动；不要躺在床上玩手机、看电视；睡前洗热水澡，让身心放松；睡前不食用含有咖啡因的食物和饮料，如咖啡、茶等；在睡前进行放松训练或冥想练习。

② 审视自己的工作情况，是否一定需要熬夜，能否用白天时间提高效率。

③ 如果经过自我调整，睡眠情况依旧不佳，并对生活造成明显影响，建议寻找专业人士帮助，比如短期服用助眠药物等。

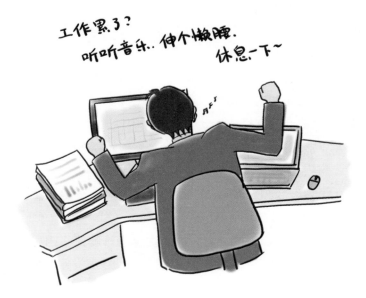

69 国外疫情蔓延，
好不容易回国，
下机后第一时间
被要求隔离 14 天，
心态快崩了

被集中或者居家隔离期间，可能出现以下情绪困扰：过度焦虑，担心染病，有时会控制不住发脾气；感觉无力、疲劳、食欲减退，失眠或者嗜睡；抑郁、想哭，对生活失去信心；无聊，没有动力。

接纳这种特殊环境下产生的焦虑或负面情绪有助于我们更好地生活、应对疫情。但若不良情绪对身体或生活造成严重影响，则要及时调整和自我疏导。

① 适当宣泄。通过视频、语音等沟通方式与朋友分享自己的心理变化和内心感受，或通过写作等方式表达自己的情感体验，获取心理支持。

② 适当运动。通过下载视频、音频或 APP，隔离期间做一些健身、运动，或者和家人远程一起运动。

③ 积极联想。花 10 ~ 15 分钟主动进入冥想状态，联想一些积极的、放松的场景。

④ 寻求专业帮助。当自己实在无法排解情绪困扰时，可拨打心理热线或进入线上心理咨询平台，寻求专业的帮助。

随着疫情在全球的蔓延，以及输入性病例的增多，很多人开始了新一轮的恐慌。每天关注数

70 孩子在国外留学，当地疫情升级，不知道是让他回来好，还是留在当地安全，我急得寝食难安

字更新、焦虑国外亲人的安危、担心国内疫情会卷土重来。

在疫情影响下，人们往往会对不明确的事情联想到不好的方面。这种"危机"意识，有利于我们做好预警和预防。但是，如果过度沉溺，则会带来很多负面影响，非但改变不了现状，反而让负面感受和情绪升级。

①建议从官方渠道了解国外疫情的准确信息，并经常通过网络平台和孩子保持联系，了解当地的真实情况。

②充分相信国家和政府的力量。中国已经有了前期抗疫的经验积累，完全有能力控制境外输入性新冠肺炎的局势。你只需要做好自我防护，不信谣、不传谣，并把你的心得传达给国外的亲人。

③处理好自己的情绪。可分散注意力，做一些感兴趣的事情，如听歌、看书、看剧等。

有一句话说得很好：顺其自然、为所当为。与其担心还没发生的事情，不如先过好当下的生活。